DES

PARALYSIES LARYNGÉES

DES

PARALYSIES LARYNGÉES

PAR

Alphonse TISSOT,

Docteur en médecine de la Faculté de Paris.

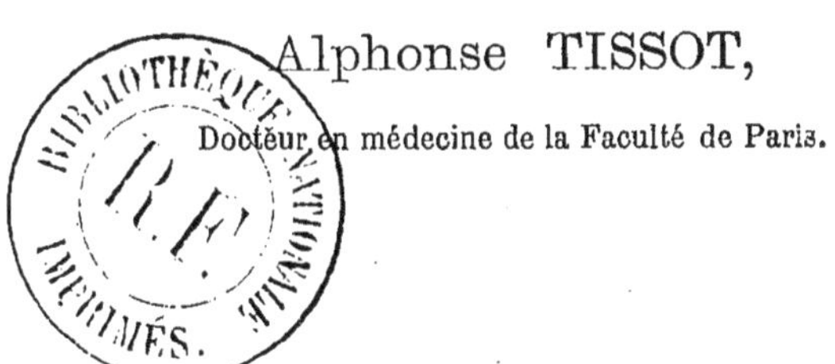

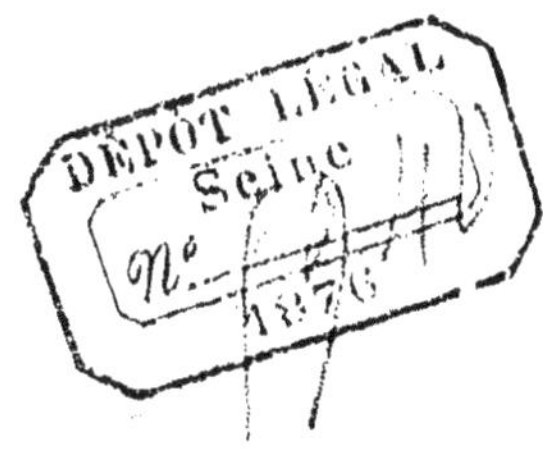

PARIS

V. ADRIEN DELAHAYE ET Cie, LIBRAIRES-ÉDITEURS

Place de l'École-de-Médecine.

1876

DES

PARALYSIES LARYNGÉES

INTRODUCTION.

Depuis la découverte du laryngoscope, depuis qu'un certain nombre de règles, constituant la méthode laryngoscopique, ont été formulées pour déterminer son emploi méthodique, la pathologie laryngée s'est enrichie d'une foule de faits qui démontrent chaque jour, je ne dirai même pas l'utilité, mais la nécessité *absolue* de ce moyen de diagnostic.

— L'idée d'examiner au moyen de la lumière réfléchie les parties internes du cou, situées trop bas pour être vues à l'œil nu, germa dès l'année 1743 dans l'esprit d'un accoucheur français, Levret, qui cherchait un moyen pour appliquer une ligature sur les tumeurs polypeuses de la gorge, des fosses nasales, des oreilles. Malheureusement les recherches de Levret, ou du moins leurs résultats ne sont pas parvenus jusqu'à nous.

— En 1807, Bozzini reprit l'idée de Levret et présenta à la Faculté de Vienne un instrument qu'il a appelé le conducteur de la lumière. En considérant cet instrument, on reste convaincu de la possibilité de voir avec lui le larynx, et nous ne comprenons pas que dès ce jour la laryngoscopie n'ait pas été trouvée ou du moins érigée en méthode.

— En 1827, Senn, de Genève, tenta de voir la glotte d'un

enfant atteint de dyspnée. Il n'y parvint pas, bien qu'il se fût servi d'un miroir analogue à ceux dont on se sert actuellement. Sans savoir les moyens employés par ce praticien pour éclairer son petit miroir d'inspection, il est plus que probable que le resultat obtenu aurait été plus favorable, s'il eût expérimenté sur un adulte.

— En 1830, Babington présenta à la Société huntérienne de Londres un instrument au moyen duquel, grâce à la lumière solaire, il pouvait voir le larynx sur quelques sujets. On ne connaît de lui aucune observation physiologique ou pathologique. On ne peut donc, comme beaucoup l'ont fait, l'appeler le père de la laryngoscopie.

— En 1832, Bennati à Paris, guérissait d'une phthisie laryngée (?) le mécanicien Selligue, en le traitant au moyen d'un laryngoscope inventé par le malade lui-même. A la même époque à peu près, Trousseau et Belloc faisaient pour voir le larynx des tentatives qui paraissent avoir été infructueuses.

— 1838 Baumès, en 1840 Liston, en 1844 Warden d'Edimbourg et Avery de Londres faisaient de nouveaux essais laryngoscopiques avec des résultats différents, mais leurs moyens d'investigation étaient tous peu praticables.

— Il nous faut arriver à l'année 1855, pour trouver des résultats laryngoscopiques indiscutables. Ces résultats furent obtenus par Manuel Garcia, le célèbre chanteur, qui publia des recherches physiologiques fort intéressantes au point de vue du chant.

— Mais ce n'est qu'en 1857, que Turck professeur à ienne et Czermak professeur de physiologie à Pesth, eurent simultanément l'idée d'appliquer au diagnostic des affections du larynx un petit miroir auquel ils donnèrent le nom de spéculum pharyngo-laryngien. Czermak eut le premier l'idée d'éclairer ce miroir avec la lumière artificielle produite avec l'ophthalmoscope de Ruète, et de publier les règles selon lesquelles il devait être appliqué. On peut donc considérer ce physiologiste comme étant le premier vulgarisateur, pour ne pas dire l'inventeur de la laryngoscopie. Les brillants résultats obtenus par le savant professeur Viennois engagèrent bientôt beaucoup de médecins à marcher sur ses traces, Moura-Bourouillon, Ch. Fauvet et Cusco à Paris, Morel, Mackenzie de Londres, Storch de Vienne, Lewin de Berlin, Elsberg de New-York, Navratil de Pesth, Bruns de Tubingen, Rauchfuss de Saint-Pétersbourg, Tobold de Breslau, publièrent bientôt les résultats de leurs recherches et de leurs opérations faites par les voies naturelles éclairées du miroir laryngien.

L'emploi du laryngoscope qui, au début, avait trouvé beaucoup d'adversaires, prétendant qu'il ne pouvait être appliqué que dans l'infime minorité des cas, est devenu aujourd'hui général; il n'est pas un seul service de chirurgie à Paris qui ne posséde un appareil laryngoscopique.

— Nous ne comprenons pas que Monneret, dans son traité de pathologie interne ait écrit à propos des laryngites chroniques : « *Le médecin cherchera d'abord les altérations au moyen du laryngoscope, instrument précieux dont l'art du diagnostic s'est enrichi dans ces derniers temps.* » Nous ne comprenons pas, disons-nous, qu'après avoir écrit ce passage élogieux, il ajoute plus loin : « *Cette exploration qu'il ne faut jamais négliger de faire, a été élevée par quelques charlatans au rang d'une espèce de méthode divinatoire, dont eux seuls possèdent le secret et avec laquelle ils trompent la crédulité publique.* » Le laryngoscope, que nous sachions, n'a jamais été un instrument divin. Comme tout miroir il ne reflète que les objets placés au-devant de lui, en conservant leurs formes, leurs dimensions, leur situation respective, et leurs colorations diverses. Il est donc permis à chacun de constater les faits avancés par les soi-disant charlatans, comme les appelle Monneret,

— Valleix rend un hommage plus consciencieux à la laryngoscopie et au premier vulgarisateur de cet art. En consultant dans cet auteur le chapitre intitulé : *Maladies du larynx*, nous voyons qu'il conseille spécialement l'emploi du laryngoscope, reconnaissant qu'avec lui seul, le médecin pourra établir la nature des lésions situées dans l'organe et poser un diognostic certain.

— Racle, Voillez, Jaccoud, Jamain, Longet, Béclard et beaucoup d'autres encore qu'il me serait trop long d'énumérer ici, reconnaissent tous son utilité et engagent vivement les médecins à se familiariser de bonne heure avec ce nouveau moyen de diagnostic.

Il suffit de jeter un coup d'œil sur les anciens traités de pathologie pour reconnaître combien le laryngoscope est utile au diagnostic des différentes affections du larynx et à leur traitement. De même qu'avant la découverte de l'ophthalmoscope par Helmoltz, toutes les affections profondes de l'œil étaient connues sous le nom vague d'amaurose ; de même avant la découverte du laryngoscope, toutes les affections du larynx étaient dites laryngites aiguës ou chroniques.

C'est à peine si l'on savait qu'il pouvait se développer dans le larynx des tumeurs ou polypes dont les symptômes étaient confondus avec ceux des laryngites dites chroniques.

Gerdy, en 1833, cite dans son travail sur les polypes, quatre cas de cette affection observés *post mortem*.

Desault dans sa longue pratique dit n'en avoir rencontré que deux cas seulement. La clinique chirurgicale de Pelletan n'en contient qu'un seul cas. Ehrmann de Strasbourg, dans une monographie sur les polypes du larynx, avait basé son travail sur une seule observation diagnostiquée sur le vivant et reconnaissait que le seul symptôme pathognomonique était l'expulsion de quelques parcelles de la tumeur. Enfin Trousseau, qui considère ces sortes d'excroissances comme excessivement rares, dit n'en avoir observé qu'un seul cas relevé par la nécropsie.

— Si nous considérons maintenant les différentes ulcérations si communes dans le larynx, nous dirons qu'elles ne pouvaient être soupçonnées que sur le vivant. Il en était de même des œdèmes. Quant à leur siége exact, à leurs causes si diverses, c'est en vain que les anciens traités de pathologie recommandaient de pratiquer l'exploration digitale du larynx. Outre qu'il est à peu près impossible de toucher avec le doigt autre chose que le sommet de l'épiglotte, les résultats obtenus devaient être fort incertains ; car on sait combien il faut que le doigt soit exercé à toucher un organe sain, pour en reconnaître plus tard l'état morbide. Chacun sait combien il est difficile d'arriver à pratiquer d'une façon convenable le toucher vaginal et reconnaître sur le col utérin la présence de granulations, d'ulcérations ou même une simple hypertrophie. Il est donc facile de comprendre que le toucher du larynx, pratiqué de loin en loin, ne devait donner que de mauvais résultats, même dans les cas rares où le doigt pouvait se promener sur toute la surface laryngée. Les paralysies des cordes vocales, si fréquentes et reconnaissant des causes si diverses, étaient complètement inconnues. Elles étaient confondues, avons-nous dit, sous le nom général de laryngites chroniques. En effet, leurs symptômes fonctionnels sont exactement les mêmes, et leur diagnostic ne peut être fait que *de visu*, c'est-à-dire au moyen du laryngoscope.

— Je n'insisterai donc pas davantage sur l'utilité de cet instrument et sur les services inappréciables qu'il peut rendre au praticien. Je me contenterai d'ajouter que Nélaton, dans ses conférence cliniques, n'a pas hésité à appeler la laryngoscopie *une véritable conquête de la chirurgie moderne*.

Honneur soit donc rendu aux médecins qui, malgré les oppositions de toute nature, n'ont pas hésité dès le début, à employer le miroir laryngien au diagnostic et au traitement des affections du larynx. Leur zèle a été promptement récompensé par leurs belles découvertes aussi bien en pathologie qu'en physiologie. C'est grâce à leurs efforts que nombre de maladies ne passent plus inaperçues sur le vivant pour n'être retrouvées que sur le cadavre ; et que bien des malades, qui autrefois auraient été voués à une mort certaine, trouvent aujourd'hui la guérison.

L'affection que nous allons étudier dans ce travail vient à l'appui de ce que nous avons dit. La plupart du temps elle était méconnue, et dans l'ignorance complète où l'on était à son égard, on lui appliquait des traitements peu en rapport avec son entité morbide, traitements qui le plus souvent n'avaient d'autre résultat que d'altérer profondément la constitution.

Paralysies laryngées.

Si nous consultons les auteurs tant anciens que modernes sur les paralysies du larynx, nous trouvons que leurs classifications reposent sur une base confuse et mal ordonnée. Cependant cette partie de la pathologie laryngée n'est point aussi difficile qu'on pourrait le croire de prime à bord.

En procédant avec méthode et clarté, il est facile de se faire une juste idée de l'espèce morbide qui joue un si grand rôle dans le cadre nosologique de la pathologie, non-seulement comme affection primitive, mais surtout comme affection secondaire. C'est alors qu'elle est si fréquemment un signe avant-coureur d'une affection encore latente et dont elle est indubitablement le symptôme primordial.

Pour rendre intéressante cette étude des paralysies laryngées tant au point de vue de leur classification que de leurs causes, de leur pathogénie et de leur diagnostic différentiel avec les autres affections du même organe, nous suivrons l'ordre suivant, et nous exposerons :

Art. I. L'anatomie des muscles du larynx et des nerfs qui les animent.

Art. II. Leur physiologie au point de vue de la *respiration*, de l'*effort* et de la *voix*, en donnant les principaux caractères de cette dernière fonction.

Art. III. Nous distinguerons deux espèces de paralysie, suivant que l'un des deux nerfs laryngés, supérieur ou inférieur, sera atteint; et nous développerons pour chacune d'elles leurs symptômes, causes et pathogénie, ainsi que leur examen laryngoscopique

Art. IV. Nous traiterons enfin de leur terminaison, diagnostic, pronostic et traitement.

I.

ANATOMIE DES MUSCLES DU LARYNX ET DES NERFS QUI LES ANIMENT.

L'anatomie nous révèle qu'il y a dans le larynx quatre cordes disposées par paire, deux supérieures qui ne jouent aucun rôle dans l'acte de la phonation, et deux inférieures, principaux agents de la phonation et de la respiration. L'espace compris entre ces deux dernières mesure deux centimètres et demi à trois centimètres, et s'étend de l'angle rentrant du cartilage thyroïde à la commissure inter-aryténoïdienne.

L'ouverture circonscrite par le bord libre des cordes inférieures, et la partie de la face interne correspondant aux cartilages aryténoïdes, constitue la glotte proprement dite. Celle-ci se subdivise en deux parties : la première qui mesure les deux tiers de cet espace, est antérieure et s'étend de l'angle rentrant du cartilage thyroïde, à la base des cartilages aryténoïdes ; c'est la glotte interligamenteuse, ou glotte vocale de forme triangulaire, et dont le principal rôle est la phonation ; la deuxième est comprise entre les deux cartilages aryténoïdes, mesurant un tiers de l'espace glottique et sert uniquement à la respiration. Ces deux grandes fonctions, *respiration et phonation*; sont exécutées, grâce aux alternatives de constriction et de dilatation de la glotte, dont tout le mécanisme consiste dans la mobilité de l'articulation crico-aryténoïdienne. Cette mobilité est mise en jeu par les agents moteurs (muscles intrinsèques du larynx) qui, par leur disposition autour de cette articulation, et par leur insertion pour la plupart à ce dernier cartilage, lui impriment des mouvements différents ayant tous pour résultat des alternatives de rapprochement ou d'écartement des cordes vocales, et de l'espace interaryténoïdien. D'où résulte l'accomplissement fonctionnel et régulier des deux phénomènes de la respiration et de la phonation.

Pour se rendre un compte exact et précis du sujet qui nous occupe, il est utile de connaître le mécanisme suivant lequel s'opère cette variation dans l'aire de la glotte. C'est par la propriété que possède la glotte de s'agrandir et de se rétrécir, par la tension ou le relâchement de ses bords, que se produisent les deux principales fonctions de la respiration et de la phonation. Ces fonctions toujours plus ou moins atteintes dans l'entité morbide qui nous occupe, nous fourniront les symptômes fonctionnels, objectifs et subjectifs, les seuls importants à connaître pour nous guider dans la voie de notre diagnostic. L'esprit du praticien, préalablement fixé sur l'atteinte causée par la paralysie glottique dans l'accomplissement de ces fonctions, et analysant le degré de cette altération, tant au point de vue des phénomènes subjectifs qu'objectifs, arrivera à la détermination, non-seulement de l'espèce morbide, mais encore de la variété à laquelle elle appartient. C'est ainsi qu'il sera éclairé sur sa pathogénie et sa cause.

En effet, l'exécution de la respiration et de la phonation étant subordonnée au fonctionnement régulier des cordes vocales et à leur intégrité, le jugement du médecin sera fixé sur cette affection, toutes les fois que le jeu normal des cordes sera plus ou moins entravé.

Aidé alors par la laryngoscopie, moyen auquel on ne saurait avoir trop recours, spécialement dans le cas présent, on constatera *de visu* une réalité qui, sans elle, ne serait qu'une supposition toute fortuite. Or, comme le fonctionnement régulier des cordes est subordonné à l'action de certains muscles, et que ces muscles seuls président aux mouvements nécessaires pour l'accomplissement des phénomènes de la phonation et de la respiration, il est indispensable, croyons-nous, de connaître anatomiquement et physiologiquement ces muscles dont la paralysie amènera infailliblement l'immobilité des cordes vocales. — Nous ne nous occuperons ici que des muscles intrinsèques du larynx, c'est-à-dire de ceux qui meuvent directement les différentes pièces du larynx et qui ont par conséquent un rôle important à jouer dans les phénomènes de la *phonation*, *de la voix* et de l'*effort*. Les cartilages du larynx, mobiles les uns sur les autres, peuvent être déplacés par ces muscles, et leurs déplacements ont pour effet de mettre les cordes vocales dans un état de tension ou de relâchement.

1° *Muscles du larynx.*

Les muscles du larynx, au nombre de neuf, se divisent, au point de vue de leur action physiologique sur la phonation et la respiration, en trois groupes : 1° Les muscles, *éminemment respirateurs* ou *dilatateurs* de la glotte, qui sont les deux *crico-aryténoïdiens postérieurs*. Ces muscles s'insèrent, d'une part, à la face postérieure du cartilage cricoïde ; de l'autre, au sommet et à la face postérieure de l'apophyse externe du cartilage aryténoïde. En se contractant, ils font exécuter à ce dernier cartilage un mouvement de rotation dans l'articulation cricoïdienne, en vertu duquel les apophyses antérieures des cartilages aryténoïdes, et par conséquent les insertions postérieures du ruban vocal inférieur se trouvent portées en dehors. D'où résulte une tension des cordes vocales, une dilatation de la glotte et une augmentation du champ respiratoire ; ces muscles agissent modérément pour maintenir l'ouverture glottique nécessaire à la respiration normale, mais ils agissent énergiquement dans les inspirations fortes. Si les cordes, plus ou moins rapprochées, soit par tonicité, soit par prédominance de leurs muscles antagonistes crico-aryténoïdiens latéraux, ne subissent point d'écartement sous l'influence de larges inspirations, il y a tout lieu de croire à la paralysie des muscles respiratoires, soit des aryténoïdiens postérieurs.

2° Les muscles *constricteurs* ou préparateurs du son sont les deux *crico-aryténoïdiens latéraux* et l'*ary-aryténoïdien*. Les deux premiers s'insèrent sur la face latérale externe du cricoïde et la partie antérieure de l'apophyse externe, et font exécuter un mouvement de rotation dans l'articulation cricoïdienne, en vertu duquel les apophyses antérieures des cartilages aryténoïdes se trouvent portées en dedans et avec elles les cordes vocales elles-mêmes.

Le muscle ary-aryténoïdien rapproche directement les faces internes du cartilage aryténoïde, efface partiellement la glotte respiratoire en même temps qu'il resserre les cordes vocales pour les mettre dans des conditions favorables à la phonation. Ces muscles agiront énergiquement toutes les fois qu'il y aura vocalisation. Il y a donc lieu de croire à la paralysie de ces muscles lorsque l'aire de la glotte, plus ou mois écartée dans l'acte même régulier de la respiration, ne diminue pas sous l'influence de la vocalisation, de l'effort, du chant, de l'émission d'un son et surtout d'une syllabe ou d'une voyelle, en un mot, toutes les fois que les cordes vocales ne subissent aucun changement dans leur position respective.

3° Les muscles *phonateurs par excellence* sont les deux *thyro-aryténoïdiens*, et le *crico-thyroïdien*. Le thyro-ariténoïdien s'insère par son faisceau interne, d'une part, à l'angle rentrant du cartilage thyroïde ; d'autre part, il coiffe l'apophyse antérieure interne du cartilage aryténoïde, et s'épanouit sous forme de petits faisceaux ou cordages dans le plan profond des cordes vocales. C'est à ce muscle que les rubans vocaux doivent la propriété de pouvoir modifier la longueur de leur partie vibrante, condition essentielle pour la production des différentes qualités du son ; car ils peuvent se moduler ainsi aux différentes notes qui constituent l'échelle diatonique, comme nous allons l'exposer dans un instant. La paralysie de ce muscle n'empêche point le mouvement des cordes, mais elle les met dans des conditions défavorables pour vibrer à l'unisson dans la production d'un son déterminé. En effet, la partie vibrante de la corde conservant toujours sa même longueur, ne peut plus se moduler aux différents sons de l'échelle diatonique, ainsi que les lois acoustiques de la physique l'exigent pour aller d'un son grave à un son aigu *et vice versa*. Pour faire parcourir à une corde l'échelle diatonique, il faut faire varier sa longueur qui doit être toujours en raison directe de la gravité du son, et inverse de son élévation. Ces conditions, qui existent à l'état physiologique, se trouvent abolies avec la paralysie de ce muscle, et les cordes sont soustraites aux lois physiques. — D'où résulte une aphonie plus grave, plus complète que dans les cas précédents, malgré le rapprochement des rubans vocaux.

Le *crico-thyroïdien* joue un très-grand rôle dans le phénomène de la phonation. Ce muscle est le tenseur par excellence des cordes vocales et l'énergie suivant laquelle il se contracte, leur fait subir une variation dans le degré de leur tension. — Sa paralysie n'empêche nullement le rapprochement de ces cordes, mais il n'en résulte pas moins une aphonie complète comme la précédente, attendu qu'il demeure impuissant à accommoder le degré de tension des cordes avec les notes à reproduire.

2° *Nerfs du larynx.*

Les nerfs moteurs du larynx sont au nombre de deux : 1° Le *laryngé supérieur*, dont la branche externe ou *laryngé externe* doit seule nous intéresser ici, parce qu'elle seule préside à la phonation en envoyant des rameaux au crico-thyroïdien ; le rameau interne ou laryngé interne, quelle que soit son altération, n'apporte aucune modification à la phonation. Ces deux branches du laryngé supérieur émanent du pneumogastrique par deux ou trois racines, du côté interne du ganglion plexiforme, du côté opposé à l'anastomose de la branche interne du spinal.

2° Le laryngé inférieur ou récurrent est formé en partie par le pneumogastrique, en partie par la branche ininterne du spinal. C'est un nerf éminemment moteur, qui anime tous les muscles du larynx, sauf le crico-thyroïdien.

Le droit passe sous l'artère sous-clavière droite pour se réfléchir plus tard en haut. Le gauche croise la crosse de l'aorte et se trouve en rapport beaucoup plus immédiat avec les organes du médiastin. Cette dispositon anatomique nous explique la fréquence plus grande de la paralysie du récurrent gauche, parce qu'il est plus accessible à leurs lésions.

II.

PHYSIOLOGIE DU LARYNX AU POINT DE VUE DE LA RESPIRATION, DE L'EFFORT ET DE LA VOIX.

Nous ne parlerons ici que du mécanisme de la *respiration*, de *l'effort* et de *la voix*, les seuls phénomènes importants à connaître au point de vue du sujet qui nous occupe.

Pendant l'*inspiration*, la cage thoracique se dilate, les côtes se redressent, et, en vertu de la tendance au vide qui s'opère dans la cage thoracique, le poumon suit le mouvement ascensionnel. — L'air se précipite, à travers la glotte, dans les cellules pulmonaires. A ce moment, les cordes vocales s'éloignent l'une de l'autre en vertu des muscles dilatateurs de la glotte pour augmenter l'aire de celle-ci. Rien n'est plus facile à constater au laryngoscope que ce mouvement d'écartement des cordes vocales. Il suffit de faire exécuter au sujet en expérience, une large inspiration, et l'on voit les cordes s'écarter graduellement de la ligne médiane ; elles réduisent de beaucoup leur largeur, et l'aire de la glotte augmente dans un rapport direct à l'énergie de l'inspiration.

Dans l'*expiration* les côtes s'abaissent, la cage thoracique se rétrécit, le poumon en vertu de son élasticité revient sur lui-même et l'air, précédemment emmagasiné dans les vésicules pulmonaires par les muscles inspirateurs, se trouve expulsé à travers la glotte dilatée.

L'aire de la glotte n'est pas la même pendant toute la durée de l'expiration. En effet, à mesure que celle-ci touche à sa fin, les cordes vocales, en vertu de leurs muscles constricteurs crico-aryténoïdiens latéraux, se rapprochent graduellement l'une de l'autre de manière à rétrécir l'ouverture glottique d'une quantité égale à celle qui a été dilatée par une large inspiration. Dans un *mouvement respiratoire normal*, les choses ne se passent plus ainsi ; la glotte ne se dilate et ne se rétrécit plus outre mesure, mais insensiblement, de façon qu'elle échappe à la vue d'un observateur inattentif.

Or, toutes les fois que les muscles intrinsèques du larynx, c'est-à-dire ceux qui concourent à ce double mouvement, seront paralysés, l'aire de la glotte restera invariablement la même et subira un état pathologique égal au degré de la paralysie du muscle atteint.

— Au moment de l'*effort* les choses se passent un peu différemment. Dans un premier temps, on exécute une large inspiration et on fixe la cage thoracique ; dans un deuxième temps, on expulse violemment l'air à travers la glotte. C'est à ce moment que les muscles dits constricteurs, aussi bien les crico-aryténoïdiens latéraux que les ary-aryténoïdiens, entrent violemment en contraction pour rapprocher les cordes et les cartilages aryténoïdes et par cela même effacer complètement la glotte vocale et respiratoire, de façon à empêcher l'expulsion complète de l'air à l'extérieur.

Or, toutes les fois que les muscles constricteurs seront atteints, le phénomène de l'*effort* sera impossible, attendu que la glotte restera plus ou moins béante, soit par la paralysie des constricteurs, soit par la tonicité de leurs antagonistes. Tout doute sera levé à l'aide du laryngoscope chez un individu atteint de paralysie du récurrent; car pour lui le phénomène de l'effort complet sera très-difficile et malgré toute son énergie, jamais les cordes ne parviendront à se rapprocher suffisamment au moment de l'acte projeté.

Examinons maintenant le larynx au point de vue de la physiologie de la *voix*, en n'insistant toutefois que sur les notions indispensables à la lucidité de note sujet.

Le larynx a été comparé par les physiologistes, selon les uns à un *instrument à cordes*, selon les autres à un *instrument à anche libre*, enfin selon les derniers à un *instrument à anche battante*. Nous ne répudierons aucune de ces opinions et nous dirons que le larynx réunit à la fois les propriétés de chacun de ces différents instruments. C'est depuis les belles recherches de Bataille que l'opinion des physiologistes, aidée des notions physiques de l'acoustique, s'est arrêtée sur le choix des instruments avec lesquels le larynx offrait le plus de ressemblance. Le choix tombait évidemment sur les deux dernières formes, car toutes les lois de l'acoustique applicables aux instruments à anche libre et battante étaient applicables au larynx, attendu qu'il en réunit toutes les conditions et qu'il satisfait pleinement aux lois qui les régissent. Ne pouvait-on pas également comparer le larynx à un instrument à cordes ? Les lois de l'acoustique applicables à la vibration des instruments à cordes ne l'étaient plus aux rubans vocaux. Telle fut l'opinion qui arrêta les physiologistes. Mais depuis que Bataille a mis en évidence le vrai rôle physiologique des deux muscles éminemment phonateurs, le *crico-thyroïdien* et le *thyro-aryténoïdien*, toutes les lois auxquelles sont soumises les vibrations transversales des cordes lui sont parfaitement applicables.

Nous comparerons dans un instant les lois qui président à la vibration des instruments à cordes à celles dés cordes vocales elles-mêmes, et nous trouverons l'exactitude la plus parfaite de ce que nous avançons, comme l'analogie la plus frappante entre les deux systèmes en question. Mais auparavant, déterminons les différentes qualités d'un son : *l'intensité* ou l'amplitude des vibrations, la *hauteur* et le *timbre*. La *hauteur* d'un son dépend du nombre des vibrations exécutées en un temps donné. *L'intensité* dépend de l'amplitude des vibrations. Prenons une corde, abandonnons-la à elle-même : à mesure que l'amplitude des oscillations diminue, l'intensité du son diminue également. Le *timbre* dépend de conditions multiples encore mal déterminées, mais qui découlent surtout des sons qui se font entendre avec le son principal (*superposition des harmoniques*).

C'est pourquoi à hauteur et à intensité égales, deux sons n'ont pas le même timbre et c'est pourquoi aussi par le timbre particulier, on peut distinguer deux individus que l'on connaît ou que l'on a déjà entendus. Pour ce qui concerne notre sujet, le timbre ne doit pas nous occuper, puisqu'il existe un timbre particulier pour le larynx comme pour tous les instruments musicaux.

Nous savons que le nombre des vibrations d'où dépend l'intensité d'un son est en raison inverse de la longueur des cordes, en raison inverse de leurs diamètres et proportionnelle à la racine carrée du poids qui les tend. Grâce à certains agents dynamiques, les cordes vocales peuvent modifier non-seulement la longueur de leurs portions vibrantes, mais varier également le degré de leur tension et de leur diamètre et satisfaire ainsi aux lois de la physique. Nous pouvons également dire que toutes les causes qui modifient le nombre des vibrations et par conséquent leur intensité, modifient aussi en partie leur amplitude. D'où résulte la variabilité dans la hauteur du son. Tout le mécanisme réside dans les deux muscles phonateurs par excellence, le *thyro-aryténoïdien* et le *crico-thyroïdien*. Bataille et Longet les premiers ont démontré que le faisceau interne du thyro-aryténoïdien qui se distribue dans l'épaisseur des cordes vocales affectait une disposition toute particulière. Il envoie dans l'épaisseur de celles-ci de petits faisceaux sous forme de cordages, rayonnant de la base vers leur bord libre. Ces petits faisceaux émanés en divers sens, tantôt en avant, tantôt en arrière, quelquefois perpendiculaires à l'axe lon-longitudinal de la corde, mais affectant tous une direction transversale par rapport au diamètre transversal des cordes, les antérieurs et les postérieurs obliques en avant et en arrière, les moyens transversaux, jouent un très-grand rôle dans le plus ou moins de longueur des cordes. Comme ces faisceaux ont par leur contraction l'unique but de tendre la corde vocale, il en résulte que suivant que ce muscle se contracte dans son ensemble ou que la contraction se porte isolément sur le groupe antérieur, moyen ou postérieur, la corde se trouve tendue dans son ensemble ou partiellement et par suite la longueur de la partie vibrante augmente ou diminue, d'où la variation dans l'intensité. En résumé, comme la *hauteur* du son dépend du nombre des vibrations et que celles-ci sont en raison inverse de la longueur des cordes, le faisceau interne du thyro-aryténoïdien peut, comme le doigt d'un violoniste, faire varier suivant la quantité de ses fibres contractées, la longueur de la partie vibrante des cordes et le nombre de leurs vibrations.

Voilà comment la *hauteur* du son est modifiée et modulée à l'échelle diatonique. — Le *crico-thyroïdien* à lui seul est capable d'imprimer aux cordes des modifications tellement importantes pour la production du son qu'il joue le plus grand rôle dans l'acte de la phonation. Sa paralysie entraînera à elle seule l'aphonie la plus complète et même jusqu'au chuchotement. Nous avons vu en effet que la hauteur d'un son dépend non-seulement de la longueur des cordes, mais du poids qui les tend. Ce muscle, comme les clefs d'un violon, suivant l'énergie de sa contraction, fait basculer le thyroïde sur le cricoïde et amène ainsi une tension plus ou moins considérable des cordes. — Mais il ne tend pas seulement les cordes; aidé du thyro-aryténoïdien, il modifie aussi leur longueur et leur diamètre. Si le muscle thyro-aryténoïdien est un muscle phonateur parce qu'il influe sur la longueur et le diamètre des cordes, le crico-thyroïdien l'est aussi par excellence. Il joue un plus grand rôle que celui-ci, puisque c'est de lui que dépend toute la tension des cordes et en partie leur longueur et leur changement de diamètre. La paralysie de ce muscle abolit par elle seule toutes les conditions physiologiques de la phonation, mieux que ne le ferait la paralysie du thyro-aryténoïdien. Aussi entraîne-t-elle toujours l'aphonie la plus absolue, n'abolissant pas seulement les conditions physiologiques qui président à la hauteur du son, mais celles aussi qui président à son intensité, attendu que le nombre et l'amplitude des vibrations se trouvent également modifiés. Bien que ces anomalies puissent être communes à la paralysie du thyro-aryténoïdien, la paralysie du crico-thyroïdien a des effets beaucoup plus accentués. Ces deux muscles, avons-nous dit, sont phonateurs par excellence, parce qu'ils remplissent les deux qualités importantes du son fondamental : *hauteur* et *intensité.* Quel que soit l'instrument, c'est sur ces deux qualités du son qu'est fondée la musique et que sont graduées les nuances si variées de la gamme et les tons si différents de l'échelle diatonique.

Dans les instrnments à cordes, pour obtenir un son fondamental avec toutes ses qualités, il faut faire subir à la corde vibrante certaines modifications de longueur et de tension qui influent sur le nombre de ses vibrations et sur son amplitude. Pour rendre un son fondamental plus ou moins aigu, il faut faire varier les diamètres de la corde. Dans les instruments, les doigts du musicien et les clefs de l'appareil musical règlent la longueur et la tension des cordes.

— Le larynx en tant qu'instrument vocal ressemble mieux à un instrument à cordes qu'à anche. Grâce à ses muscles phonateurs, il remplit mieux que tout instrument à cordes les lois qui régissent leurs vibrations. Le thyro-aryténoïdien fait varier à volonté la longueur de la partie vibrante, augmente ou diminue le nombre des vibrations. Ainsi s'explique la production d'un son aigu ou grave. Le crico-thyroïdien augmente ou diminue la tension des cordes et par cela même contribue à l'ensemble des mouvements nécessaires à la phonation.

L'un et l'autre modifient l'amplitude et l'intensité du son. Mais le crico-thyroïdien agit plus souvent, plus directement, plus énergiquement que le thyro-aryténoïdien. Une fois les deux qualités du son produites dans le larynx, conformément aux lois de la physique, nous pouvons graduer grâce à l'énergie plus ou moins accentuée de ces muscles, tous les sons intermédiaires, constituer et parcourir toute l'échelle diatonique. Le larynx peut donc moduler tous les sons fondamentaux et harmoniques.

Il est un instrument musical complet. Mais si ses muscles viennent à se paralyser, les lois précitées des instruments à cordes ne s'effectueront plus et nous serons témoins de l'aphonie la plus complète. Elle sera beaucoup plus accentuée avec la paralysie du crico-thyroïdien, qu'avec celle du thyro-aryténoïdien, puisque le premier remplit mieux que le second les fonctions de phonation, et qu'il jouit de propriétés étrangères au second. L'aphonie ne sera que plus complète avec la paralysie des deux muscles.

III.

PARALYSIES DES NERFS RÉCURRENTS ET LARYNGÉS EXTERNES.

Nous savons que des affections organiques comprimant ou détruisant les nerfs laryngés, abolissent la voix.

Ce point de vue intéressant de la physiologie est un des plus anciennement acquis à la science. On trouve dans Galien, la mention d'expériences où il démontra à Rome, sur des boucs et des porcs, qu'on pouvait rendre un animal demi-muet ou tout à fait muet suivant qu'on coupait ou qu'on liait l'un des deux nerfs récurrents, ou tous les deux à la fois. A une époque qui n'est pas éloignée de la nôtre, on a poussé plus loin l'analyse de l'influence nerveuse sur les fonctions du larynx dans ses rapports avec la production de la voix et l'intégrité de la respiration. On a établi l'action des nerfs laryngés sur la contraction ou le relâchement de la glotte, et on a isolé dans le pneumogastrique, deux actions bien distinctes : l'une relative à la phonation et devant être rapportée au spinal ; l'autre en rapport avec la respiration et qui se trouve sous la dépendanco du pneumogastrique.

Enoncer de pareils faits, c'est nommer Legallois dont la célèbre expérience a démontré l'action des récurrents sur la glotte. C'est proclamer les noms de Willis, Scarpa, Ch. Bell, Bischoff et de M. Cl. Bernard. Toutes ces autorités scientifiques ont établi que le pneumogastrique exerçait une influence immédiate sur la phonation, mais que c'était par une action d'emprunt due à son anastomose avec la branche interne du spinal.

— Lalouette, en 1780, dans son Traité des scrofules p. 15, 34, 35, avait déjà rapporté l'aphonie à la présence de glandes engorgées dans le thorax. Il savait que ce gonflement tiraillait et irritait les nerfs qui les avoisinent.

Mais les premiers qui aient démontré que l'aphonie était sous la dépendance d'une lésion du récurrent paraissent être Duriau et Gleize en 1856.

1° *Paralysie du nerf récurrent.*

Symptômes. — La paralysie de ce nerf abolit l'innervation de tous les muscles du larynx, excepté celle du crico-thyroïdien. Dès lors, les fonctions fondamentales du larynx seront altérées :

1° La *respiration* ne s'effectuera qu'avec une certaine gêne, attendu que les cordes ne s'écarteront plus de la ligne médiane, la contraction de leur muscle dilatateur crido-aryténoïdien postérieur étant anéantie. Le champ respiratoire sera donc forcément diminué. Les individus atteints de cette paralysie présenteront une gêne respiratoire notable, de l'oppression et même une véritable dyspnée, surtout s'ils se livrent à un travail fatigant. Ils usent alors d'inspirations énergiques, fréquentes et accélérées, pour introduire dans un temps déterminé, le volume d'air nécessaire à l'hématose et suppléer ainsi, dans les limites du possible, au manque d'air occasionné par l'atrésie de la glotte. Ce que la respiration perd en quantité, elle le gagne en fréquence, mais habituellement en l'état de repos, elle ne subit pas de changement appréciable.

2° Le phénomène de l'*effort* qui demande une intervention mixte des muscles respirateurs et phonateurs, se trouvera plus ou moins entravé, attendu que la glotte sera impuissante à se fermer complètement pour emmagasiner l'air expiré du poumon. — Celui-ci s'échappera donc à mesure à travers l'ouverture glottique, bien que les muscles respirateurs et en particulier les muscles abdominaux maintiennent par leur contraction la fixité de la cage thoracique au moment même de l'effort.

3° *La voix*, sera également abolie dans la paralysie du

nerf récurrent et constituera le symptôme fonctionnel le plus important et le plus essentiel de la paralysie glottique. Cette aphonie n'est pas assez complète cependant pour pouvoir donner lieu au chuchotement comme nous le verrons dans la paralysie du nerf laryngé externe; mais elle est assez accentuée pour éteindre la voix, rendre les individus aphones et dysphoniques et constituer pour les malades le symptôme le plus insolite et le plus fatigant. C'est d'ailleurs par l'aphonie que la maladie débute. Elle est quelquefois tellement caractérisée, que, aggravée par certains symptômes fonctionnels et physiques de l'affection principale dont la paralysie n'est que l'épiphénomène, elle suffit à faire diagnostiquer une maladie sans même l'intervention du laryngoscope. Néanmoins le praticien ne devra jamais se prononcer avant d'avoir exploré la région *de visu* à l'aide de ce précieux instrument, moyen d'investigation héroïque et seul infaillible en cette matière.

Tels sont les troubles fonctionnels accusés par les malades dans le processus morbide qui nous occupe, Il n'offre, on le voit, aucun élément caractéristique sinon pathognomonique pour guider le médecin dans la voie du diagnostic. Les trois fonctions *respiration*, *effort*, *voix*, sont également abolies dans une foule d'affection laryngées et ne présentent rien de particulier pour l'espèce; mais le laryngoscope viendra lever le voile de l'inconnu et dégager l'esprit de toute erreur possible. Autrefois pour établir le diagnostic des paralysies laryngées, on se fondait sur les troubles fonctionnels, on analysait les symptômes, on relevait quelques nuances, mais ce diagnostic ne reposait jamais que sur des suppositions toutes fortuites et souvent faites par analogie. Aussi était-il le plus souvent erroné. Aujourd'hui l'hésitation n'est plus permise, l'esprit le plus sceptique, l'intelligence la moins cultivée, le clinicien le moins accrédité pourront *de visu* jeter les bases d'un diagnostic sans craindre le démenti ou la contestation si commune aux esprits de notre époque. Cette paralysie du récurrent est presque toujours symptomatique d'une lésion de voisinage peu accessible à nos moyens d'investigation, et, comme nous l'avons dit, elle est souvent une première manifestation; souvent elle ouvre la scène alors que la maladie principale est encore latente.

Que voyons-nous au laryngoscope? L'immobilité des cordes vocales ou plutôt d'une seule, si la paralysie est unilatérale. Cette immobilité est peu appréciable dans les mouvements réguliers de la respiration; mais si le praticien a toujours présentes à l'esprit les conditions physiologiques de la glotte, qui président aux fonctions respiratoires, il sera frappé de cette immobilité. — S'il veut se donner de nouvelles preuves convaincantes de son diagnostic, il fera exécuter au malade de larges mouvements respiratoires. La corde paralysée restera aussi immobile que la première fois, alors que sa congénère s'écartera outre mesure de la ligne médiane jusqu'à devenir invisible derrière la bande ventriculaire correspondante. La glotte ne se dilatera que d'un seul côté, et à l'expiration, ce même côté, grâce à l'intégrité de ses muscles respirateurs, exécutera le mouvement rétrograde physiologique jusqu'à revenir à la ligne médiane, tandis que le côté opposé complètement immobile à l'inspiration ne subira pas le plus léger déplacement à l'expiration. La glotte ne se fermera jamais complètement et la fente glottique sera d'autant plus grande que la paralysie sera bilatérale. — Avec le laryngoscope, rien n'est plus facile que de voir si la paralysie est unilatérale ou bilatérale, d'après l'immobilité des cordes dans les grands mouvements *respiratoires*. Si le clinicien désire de nouveaux éléments de diagnostic, il les trouvera dans le phénomène de l'*effort*. — Ce phénomène sera d'autant plus aboli que la paralysie sera bilatérale, car, comme nous l'avons dit plus haut, l'air chassé du poumon ne pouvant être emmagasiné, s'échappera par la fente glottique incomplètement fermée, en faisant osciller les lèvres de la glotte. Enfin pour terminer son diagnostic, le médecin examinera le larynx au point de vue de la *phonation*. — Il engagera le malade à exécuter des notes et des voyelles aiguës, et au besoin, lui fera parcourir la gamme. Celui-ci sera incapable d'émettre le moindre son, surtout si la paralysie est double; car la glotte ne se trouvera plus dans les conditions de la phonation: 1° par suite du défaut de rapprochement des cordes, condition indispensable à la vocalisation; 2° par suite du défaut d'action de ses muscles phonateurs, l'une des cordes ou toutes les deux, ne jouissant plus des conditions nécessaires pour la vibration. Comme conséquence pratique, nous aurons uue aphonie plus ou moins accentuée selon que la paralysie sera unilatérale ou bilatérale. Tels sont les symptômes fonctionnels et laryngoscopiques appréciables dans la paralysie du nerf récurrent.

Les individus atteints de cette paralysie sont sujets à des spasmes qui éclatent par accès sont de courte durée, mais peuvent aussi persister et revêtir un caractère alarmant. Ces spasmes se déclarent habituellement à la suite de vives émotions, de chagrins, de contrariétés ou de fatigues corporelles. — La respiration est stertoreuse, l'inspiration bruyante, l'expiration pénible. Parfois même la respiration est complètement suspendue, la face turgescente, les yeux hagards et saillants. Cet état général ne manque pas de laisser l'entourage du malade dans une vive inquiétude. — Mais sa durée est relativement courte et sa terminaison habituellement heureuse. Cependant ils peuvent donner lieu à un véritable accès d'asphyxie qui se termine quelquefois par la mort et dont on possède quelques exemples dans la science.

Ces troubles ont été observés et chez les enfants et chez

les adultes : Lalouette, Franck, Ley, Lagnaux, Hourmann, Hérard, Rilliet et Barthez les ont notés chez les premiers, en fournissant la démonstration anatomique de leur cause; Andral, Marchal de Calvi, Fonssagrives et Daga les ont retrouvés chez l'adulte.

Quel est donc le mécanisme du spasme? Les uns l'ont attribué à la paralysie des muscles qui n'étaient plus capables de dilater la glotte. Mais alors ce ne serait plus un spasme et les phénomènes de la suffocation ne seraient plus un accident intermittent mais continu. D'autres avec plus de raison l'ont attribué à un état tétanique, à un spasme clonique des muscles sains, qui aurait pour résultat le rétrécissement unilatéral et l'occlusion complète du côté sain de la glotte, lequel spasme serait la conséquence nécessaire de l'excitation mécanique du nerf comprimé ; tandis que les muscles du côté paralysé ne participeraient nullement à cet état spasmodique en vertu même de la paralysie qui a troublé le jeu de leurs fonctions. Or par le fait même de la paralysie, l'aire de la glotte serait déjà diminuée, accident que nous pouvons juger avec le laryngoscope et que les symptômes fonctionnels nous expliquent d'ailleurs suffisamment. L'accident spasmodique qui surviendrait rétrécirait encore davantage le champ de l'hématose jusqu'à l'effacer plus ou moins complètement et donner lieu aux accidents de suffocation. D'après la théorie que nous venons d'exposer, et qui est à notre point de vue la plus vraisemblable, les accidents de suffocation seraient proportionnels à la violence et à l'énergie du spasme, et leur gravité en rapport avec leur durée.

Certains auteurs, dont les noms font autorité dans la science, n'ont pas voulu admettre un élément spasmodiqu nerveux déterminé par l'excitabilité même du nerf comprimé, et se sont soulevés par des argumentations plausibles contre la théorie que nous venons d'exposer. Ils expriment leurs objections dans les termes suivants : « Puisqu'on attribue ces accidents à un état spasmodique déterminé par l'excitation purement nerveuse des muscles du côté sain, nous ne voyons point quelles relations peuvent avoir ces muscles avec le nerf paralysé, pour que l'excitation de ce dernier donne lieu à cet état spasmodique intermittent. Tout en reconnaissant l'influence de la compression sur un nerf mixte et les accidents intermittents auxquels elle donnerait lieu, nous l'aurions admise avec plus de certitude, si les accidents de compression influençaient simultanément ou isolément les deux récurrents. En considérant la paralysie unilatérale et en la jugeant d'après sa fréquence du côté gauche, il n'y aurait que les muscles placés sous la dépendance du récurrent gauche qui seraient atteints de spasme ? Quel rapport y aurait-il de cause à effet ? »

Posons en principe qu'en médecine bien des questions d'après les faits pathologiques doivent leur explication aux notions que fournissent les données expérimentales physiologiques. Le service éminent que rend la physiologie clinique et anatomo-pathologique à la science ne peut être contesté par personne ; car sans son intervention la plupart des affections, surtout celles qui ont trait au système nerveux, resteraient aussi obscures qu'il y a quelques années. C'est par le résultat de l'expérimentation et en l'appliquant par analogie à certains faits cliniques, en corroborant ceux-ci par des observations munitieuses et attentives que l'on arrive à la connaissance exacte de certaines notions ignorées jusqu'alors.

Les considérations que nous venons d'exposer sont applicables au spasme qui complique la compression des récurrents. En effet, M. Krishaber, à qui nous nous plaisons à rendre un juste hommage, car la connaissance de ce fait lui est due, a démontré d'une façon péremptoire que l'excitation d'un des récurrents déterminait sur le chien non-seulement un spasme dans tous les muscles qui sont sous le domaine du nerf excité, mais encore dans ceux qui se trouvent dans la sphère du tronc congénère.

De ces expériences on peut conclure, sans craindre d'être démenti, que l'excitation d'un des récurrents suffit pour déterminer le spasme dans tous les muscles du larynx, à l'exception du crico-tyroïdien. Est-ce une action directe ou sympathique? Nous l'ignorons dans l'état actuel de la science; car les notions anatomiques ne nous permettent pas de suivre encore les filets nerveux jusqu'à leur terminaison dans les muscles. Nous serons donc obligés, jusqu'à nouvel ordre, d'admettre la possibilité d'une action sympathique, car, s'il s'agissait d'une action directe, les muscles du côté opposé seraient sous l'influence de la paralysie.

Niemeyer, professeur de clinique à l'Université de Tubingue, note bien le spasme dans le cours des paralysies musculaires du larynx, mais il croit que dans la plupart des cas, il s'agit bien moins d'un spasme que d'une paralysie musculaire. Romberg a également observé certains accès d'oppression allant jusqu'à l'imminence de la suffocation, développés par suite de certains états qui nécessitent le besoin de respirations exagérées. Niemeyer émet à ce propos une explication physiologique qui est partagée par tous les auteurs. En effet, dit-il, si on pratique la section du récurrent, on trouve que les symptômes dyspnéiques qui en découlent ont une ressemblance parfaite avec les phénomènes qui se produisent chez les malades atteints de la paralysie de ce nerf. Niemeyer, après avoir émis cette opinion sur les accès de spasme compliquant la paralysie du laryngé inférieur, considère cette paralysie comme rare, et il ne veut décrire que celle dans laquelle la respiration n'est nullement gênée, et dont les symptômes fonctionnels consistent uniquement en des troubles phonétiques. Ce qui nous paraît étrange dans cette manière de voir de l'auteur allemand, c'est qu'il cite, parmi les causes fréquentes de cette paralysie, les différents états pathologiques capables de supprimer par une action mécanique l'influx nerveux du récurrent. Or, suivant nous, ce sont précisément ces paralysies qui sont suivies de spasme et d'une dyspnée continue chez presque tous les individus qui en sont atteints.

CAUSES ET PATHOGÉNIE DE LA PARALYSIE DU NERF RÉCURRENT.

La paralysie du nerf récurrent est ordinairement unilatérale, car sur vingt-trois observations de M. Krishabert, nous en trouvons dix-sept unitérales, et six bilatérales. Sur ces dix-sept cas, la paralysie siégeait quatorze fois du côté gauche, et trois fois du côté droit. Il est incontestable que la paralysie unilatérale s'observe plus souvent à gauche qu'à droite. Cette différence de fréquence du côté gauche s'explique par la différence anatomique des deux nerfs laryngés, ainsi que des rapports plus ou moins divers qu'ils affectent avec les organes du voisinage. En effet, répétons que cette paralysie est le résultat d'une compression mécanique, déterminée par la lésion de certains organes situés sur le trajet nerveux. Or, comme les deux nerfs affectent des rapports différents avec les organes voisins, et que le gauche a, dans sa portion thoracique, un rapport plus direct avec des organes dont il réflète toujours les lésions, il s'en suit que sa paralysie est plus fréquente que celle de son congénère de droite.

Si nous nous en rapportons aux lésions dans le cours desquelles nous rencontrons cette paralysie, nous ne tardons pas à voir que l'anévrysme de la crosse de l'aorte est celle qui joue le plus grand rôle dans la pathogénie de cette paralysie. Nous pouvons admettre ce fait avec une telle certitude que les symptômes de l'anévrysme sont encore latents, que nous voyons déjà survenir les accidents de paralysie, accidents qui le plus souvent mettent le praticien sur la voie du diagnostic. L'anévrysme de la crosse de l'aorte n'influence jamais le récurrent droit, attendu qu'il n'a aucun rapport avec lui.

Pour bien exposer la pathogénie de cette affection, qui est plutôt une complication qu'une entité morbide primitive, pour faire ressortir à chacune des causes que nous devons énumérer le rôle qui lui appartient, il est nécessaire de dire un mot du trajet de ces deux nerfs quant à la différence de leur position respective dans la cage thoracique. C'est là, en effet, que nous trouverons l'explication de la fréquence de la paralysie plutôt à gauche qu'à droite. — Le nerf récurrent gauche dans sa portion thoracique descend beaucoup plus bas que le droit, embrasse par sa concavité supérieure la courbe de la crosse de l'aorte, et contracte ainsi un rapport beaucoup plus direct avec elle. Il en est de même de son trajet par rapport aux ganglions bronchiques et médiastins antérieurs, ainsi qu'aux différentes tumeurs propres à cette région. De ce trajet différent et de ce rapport de voisinage plus ou moins médiat avec les organes voisins, découle la plus grande fréquence de cette paralysie à gauche, attendu que le nerf récurrent droit n'a aucun rapport avec la crosse de l'aorte, ni avec les organes du médiastin. Ce dernier jouit donc d'une immunité plus grande, tout en possédant cependant les désavantages de son congénère dans la partie correspondante à son trajet.

— Après les anévrysmes de la crosse de l'aorte dont la paralysie du récurrent est la 1re manifestation, citons les *anévrysmes de l'artère sous-clavière*, *du tronc brachio-céphalique*, les *adénopathies bronchiques*, *scrofuleuses* ou *tuberculeuses*, la *dégénérescence cancéreuse* ou le *lymphosarcome* de ces mêmes ganglions, les différentes *tumeurs de nature bénigne ou maligne du médiastin*, du *corps thyroïde*, les *phlegmons*, le *cancer de l'œsophage*, le *traumatisme*, les *tubercules* et les *pleurésies du sommet pulmonaire*, *enfin toutes les tumeurs du cou*, voir même *l'hypertrophie du corps thyroïde*. La paralysie peut être aussi le résultat *d'une lésion centrale*, *d'une tumeur cérébrale* comprimant les nerfs à leur origine, et même quelquefois d'un *anévrysme de l'artère basilaire*.

LÉSIONS ANATOMIQUES DANS LA PARALYSIE DES NERFS RÉCURRENTS.

L'altération des récurrents par compression de certains processus pathologiques s'observe à tous les âges, chez les enfants par des tumeurs ganglionnaires, tuberculeuses, scrofuleuses ou hypertrophiques; chez les adultes par les divers anévrysmes que nous avons signalés plus haut. Par toutes ces tumeurs un seul nerf peut être atteint. L'altération se fait progressivement à mesure que le néoplasme augmente de volume.

Les récurrents peuvent être unis aux ganglions ou au foyer inflammatoire par des adhérences qui établissent la propagation à ces organes d'une inflammation ganglionnaire ou périganglionnaire. Si l'inflammation est intense, non seulement le névrilemme, mais encore le périnèvre se trouvent atteints.

Il en résulte d'abord un épaississement du tronc nerveux avec vascularisation, puis sa transformation en tissu fibreux qui gagne en étendue jusqu'à étrangler la plus grande partie sinon la totalité des tubes nerveux. Quelques uns de ces tubes paraissent échapper assez souvent et pendant longtemps à cette destruction par étranglement. Ceci nous explique peut-être comment ces nerfs, malgré l'altération grave qui les atteint fréquemment, suffisent encore au fonctionnement des organes auxquels ils se distribuent. D'autres fois les nerfs sont refoulés, aplatis, tiraillés; les fibres se séparent les unes des autres, s'atrophient avec destruction du tissu nerveux et bientôt il ne reste plus que le névrilemme. Il est à remarquer habituellement que le cancer des médiastins et de l'œsophage entourent les nerfs et les détruisent entièrement; de même aussi dans les phlegmons et les collections purulentes, les nerfs baignant dans le pus s'enflamment à ce contact putride et se détruisent. On a noté quelquefois l'atrophie des muscles laryngiens, mais le plus souvent ils restent dans un état d'intégrité parfaite.

2° PARALYSIE DU LARYNGÉ EXTERNE

Pour nous conformer au plan que nous nous sommes tracé au commencement de notre travail, il nous reste à exposer dans ce chapitre la paralysie du nerf laryngé externe.

De prime abord cette classification des nerfs laryngés au point de vue nosologique paraît arbitraire. Mais à mesure que nous traiterons la question, nous verrons que la distribution anatomique de ce nerf n'est pas moins solidairement liée à des fonctions physiologiques spéciales. D'où découle nécessairement une première différence entre ce nerf et le récurrent, différence physiologique qui sera mise en toute évidence par certains états morbides qui viendront troubler son fonctionnement normal.

L'anatomie démontre d'une manière irréfutable, que le laryngé supérieur est constitué par deux nerfs d'origine différente, bien que leurs propriétés physiologiques soient encore une question controversée aux yeux des physiologistes les plus éminents. Pour ne parler qu'au point de vue anatomique, nous dirons que le laryngé supérieur est constitué en grande partie : 1° par la racine interne (essentiellement motrice) du spinal ; le nerf respirateur de Charles Bill ne contribue nullement à la formation de ce tronc ;

2° par le nerf vague qui concourt à sa formation comme à celle du récurrent. Sans entrer dans le domaine de la physiologie expérimentale en ce qui concerne ses fonctions et ses propriétés, nous lui accorderons avec la majoritédes auteurs une propriété mixte, attendu qu'il est mixte lui-même par sa composition intrinsèque : la propriété *motrice* et *sensitive* lui est dévolue par les deux nerfs ci-dessus désignés. Le pneumogastrique ne communique pas seulement à l'organe une partie de la motilité, mais encore l'exquise sensibilité dont est douée la muqueuse laryngée.

Le laryngé supérieur se divise en deux branches distinctes : le laryngé externe qui n'anime qu'un seul muscle ; le *crico-thyroïdien* et le laryngé interne qui communique au larynx toute sa sensibilité.

La première idée qui se présente au point de vue pathogénique est celle-ci : le nerf laryngé supérieur peut-il subir une affection morbide indépendamment du laryngé inférieur ou récurrent? Nous répondrons par l'affirmative, puisque ce nerf, par rapport à sa situation topographique, est sujet à l'influence de quelques processus morbides que nous allons énumérer, et qui n'atteignent jamais le récurrent. Une disposition anatomique toute particulière lui est donc acquise pour certains états pathologiques, qui démontrent une fois de plus qu'il peut être lésé dans ses fonctions motrices sans que le récurrent y soit intéressé. Malgré nos connaissances concernant les troubles si variés survenus dans l'élément sensitif du larynx, nous ne savons au juste préciser *à priori* quels sont ceux qui surviendraient sous l'influence de ces états pathologiques qui altèrent si profondément les propriétés motrices du laryngé supérieur.

Symptômes. — Nous avons divisé les muscles du larynx en muscles respirateurs et en muscles phonateurs, et comme tel nous avons décrit le crico-thyroïdien, muscle phonateur par excellence. Il s'ensuit que la paralysie du laryngé externe, qui abolit les fonctions physiologiques de ce muscle, détermine des troubles pathologiques d'autant plus appréciables qu'ils atteignent les trois grandes fonctions du larynx : *respiration, phonation, effort.*

Nous allons donc procéder à l'examen de chacune d'elles considérées isolement tant au point de vue rationnel que fonctionnel.

1o *Respiration.* — En faisant la description de la paralysie du nerf récurrent et en l'examinant au point de vue de la respiration, nous avons vu que celle-ci était suivie de dyspnée, dyspnée dont l'intensité était plus ou moins grande suivant que la paralysie était unilatérale ou bilatérale. Nous avons également constaté la fréquence du spasme. Pour la paralysie du laryngé externe, il n'existe ni *dyspnée* ni *spasme.* La respiration s'effectue librement et les personnes qui en sont atteintes n'en sont nullement incommodées. L'intégrité de cette dernière fonction s'explique clairement par la lésion même des éléments constituants du larynx, attendu que le crico-thyroïdien qui est le seul intéressé est un muscle phonateur, n'intervenant jamais dans l'accomplissement de l'acte respiratoire. L'absence du *spasme* dans cette variété de paralysie s'explique aussi, puisqu'il n'est que l'effet d'une cause étrangère à l'acte de la phonation.

2o *Effort.* — Les malades ne peuvent complètement emmagasiner la quantité d'air nécessaire à la production complète de ce phénomène. En effet, on remarque au laryngoscope un léger défaut de rapprochement des cordes à leur partie postérieure au moment de l'émission d'un son aigu. Il n'en est plus de même de la *voix* qui est presque complètement abolie. C'est sur ce dernier phénomène que doit se baser l'observateur aidé de son laryngoscope, pour la détermination de l'espèce morbide dont on doit chercher avant tout à poser des signes indiscutables.

3° *Voix.* — La voix est abolie dans la paralysie du cricothyroïdien, et les individus qui en sont atteints sont complètement aphones. Ce phénomène si singulier en apparence est complètement d'accord avec les expériences physiologiques qui nous sont personnelles et qui prouvent une fois de plus le rôle important de ce muscle dans l'acte normal de la phonation. Ce trouble physiologique trouve son explication dans l'action même du muscle dont la paralysie modifie complètement les lois physiques qui président à la phonation. Les cordes ne peuvent plus subir les modifications voulues soit en longueur, soit en tension pour se moduler à la détermination du son donné, et l'intégrité du thyro-aryténoïdien ne suffit plus pour donner à la voix les qualités nécessaires, attendu que ce dernier muscle a un rôle physiologique relativement moins important que le premier.

Parmi les symptômes fonctionnels qui différencient la paralysie du laryngé externe et celle des récurrents relatifs à la phonation, nous trouvons dans le premier cas que la voix est beaucoup plus profondément atteinte et cette altération peut aller même jusqu'à l'aphonie complète. L'examen laryngoscopique pour l'observateur inattentif ne fournit dans le premier cas que des signes négatifs, attendu que le jeu dans le mouvement des cordes n'est nullement entravé dans toute sa complexité. Mais avec un peu d'attention on s'aperçoit qu'au moment de la phonation, du chant, de l'émission de la voix, la glotte reste légèrement béante, laissant entre les cordes un écartement tantôt linéaire, tantôt ellipsoïde, tantôt triangulaire, écartement peu sensible et occupant toujours la glotte interligamenteuse dans sa partie postérieure. Ce défaut de rapprochement occupe invariablement les deux cordes et n'est que rarement unilatéral. Voilà déjà un fait capital qui nous servira certainement pour poser notre diagnostic différentiel entre les deux paralysies faisant le sujet de notre travail. Enfin le relâchement des cordes au moment de la phonation servira pour un esprit exercé à compléter son diagnostic.

CAUSES ET PATHOGÉNIE DE LA PARALYSIE DU LARYNGÉ EXTERNE.

Nous énumérerons les causes de la paralysie du laryngé externe d'après leur fréquence. Nous ne serons pas dans cet exposé aussi exclusif que nous l'avons été pour l'étiologie et la pathogénie de la paralysie du récurrent, parce que dans cette dernière, l'affection était intimement liée à une lésion pathologique évidente ; au contraire dans le cas présent, l'investigation la plus minutieuse ne peut venir contrôler les diverses opinions.

Mais cependant, d'accord avec tous les auteurs, nous passerons en revue les différents états pathologiques dans le cours desquels nous n'observons que des troubles phonétiques, troubles ne se révélant à la nécropsie par aucune lésion pathologique évidente. Le lecteur nous pardonnera pour les théories plus ou moins originales que nous émettrons dans l'état actuel de la science, en ce qui regarde la pathogénie de cette paralysie. En énumérant ces différentes causes, nous n'avons point la prétention de faire une découverte, attendu que leur influence est admise et prouvée depuis bien longtemps. Ce que nous nous efforcerons de faire, sera de contribuer pour une faible part, à dégager de l'inconnu certains points sujets à controverse. Nous rappellerons, une fois de plus, que ces différents états pathologiques n'intéressent que le laryngé externe. Cette manière de voir nous est prouvée par l'intégrité fonctionnelle de tous les muscles qui sont sous la dépendance du récurrent. Nous ferons ensuite ressortir à chacune de ces causes la part qui lui revient dans la production de cette paralysie.

Hystérie. — L'hystérie, dans toutes ses formes, est la maladie qui est le plus fréquemment compliquée de paralysie aphonique. Les signes vagues que nous fournit le laryngoscope, nous obligent à mettre cette paralysie sur le compte du laryngé externe, d'autant plus que la voix revient immédiatement sous l'influence d'une émotion ou d'une excitation directe du muscle qui l'anime. Cette paralysie n'est ni périphérique, ni centrale. Avant d'exprimer notre opinion à ce sujet, nous nous permettrons de retracer ici les différentes théories qui ont eu cours dans la science à cet égard.

Piorry, Gendrin, Landouzy, Leroy d'Étioles attribuent la paralysie à la déperdition de l'influx nerveux après les attaques. Cette théorie peut être vraie pour la paralysie survenant après l'accès, mais bien des paralysies se montrent spontanément. Pour Brodie, Ramberg, Hasse, Winslow, Franck, il n'y a pas de troubles dans l'innervation spinale. La transmission peut se faire, mais c'est l'impulsion motrice elle-même qui fait défaut ou n'est pas assez puissante pour amener des manifestations. M. Jaccoud partage cette opinion. Pour lui, il y a insuffisance de l'excitation motrice, une véritable névrolysie cérébrale; et la perte de l'excitabilité se produit d'après le mécanisme physique de l'épuisement. Eichman pense qu'il y a altération de nutrition dans les centres nerveux. Pour Macario, elle serait une lésion exclusivement périphérique; il y aurait perte de l'influx nerveux dans les extrémités nerveuses qui se distribuent aux parties paralysées, et suivant Valentiner, il y aurait défaut de nutrition de la substance nerveuse, non d'origne centrale, mais périphérique, etc., etc.

Pour nous, nous considérerons la paralysie hystérique comme une paralysie psychique. Il n'y a certainement pas de lésion organique : l'excitabilité nerveuse est intacte ; nous ne pouvons donc la considérer comme une paralysie périphérique. Nous la comparerons à certaines formes de spasme que Romberg appelle spasme psychique. Nous ne pouvons non plus admettre qu'elle provienne d'un trouble nutritif des centres nerveux, et la considérer comme d'origine centrale, car les impressions psychiques ont une influence tellement manifeste sur l'apparition et la disparition de ces paralysies, qu'on peut vraisemblablement admettre que leur point de départ réside dans les parties du cerveau qui président à l'accomplissement des actes psychiques. Nous avons à l'appui de notre opinion le témoignage de Niemeyer qui n'admet pas de paralysie de cause centrale, car, dit-il, dans la plupart des affections cérébrales graves où le malade perd la parole, rien ne montre et ne prouve qu'il y ait paralysie des muscles laryngiens, attendu que très-souvent le malade émet des sons clairs et distincts.

L'aphonie est le trouble que l'on observe le plus fréquemment à la suite de l'hystérie. Le début est ordinairement brusque. Après une attaque, la malade n'est pas complètement aphone, mais la voix a subi un changement dans le timbre, il y a dysphonie. La respiration est normale, la voix est tantôt basse et enrouée, tantôt très-aiguë suivant Axenfeld. Ce dernier caractère n'est pas reconnu par les auteurs; tous disent qu'elle est très-basse, notamment Althaus qui rapporte 13 cas de paralysie hystérique des muscles laryngiens. Il n'y a ni toux, ni sécrétion, ni douleur.

Le laryngoscope a une utilité incontestable pour le diagnostic de cette affection.

Cette paralysie peut durer depuis des heures jusqu'à des

mois. Landouzy a observé une malade chez laquelle l'aphonie persista plus d'une année. Althaus cite un cas de dix ans.

Le catharre chronique du larynx. — Le catharre est souvent suivi d'un état semi-paralytique des cordes vocales. Ce trouble serait dû suivant toute probabilité à une participation des muscles ou des dernières ramifications nerveuses aux troubles de la nutrition subie par la muqueuse, à un faut de tonicité des muscles.

Le froid. — Niemeyer admet avec raison que le froid peut être une cause déterminante de la paralysie aphonique, mais il met ce trouble sur le compte du récurrent.

Nos observations en ce qui concerne les paralysies *a frigore* sont trop nombreuses pour que nous ayions la moindre prétention de nier un fait qui se présente chaque jour à nos yeux. Mais cette influence rhumastismale n'est autre qu'un trouble de la nutrition plutôt du tissu musculaire que nerveux. A l'appui de notre opinion, nous dirons que l'excitabilité électrique d'un nerf n'est pas abolie dans une paralysie *a frigore*, soit par exemple la paralysie du nerf radial.

L'auteur allemand sur ce point nous objectera des arguments au sujet du nerf facial pour lequel l'excitation électrique comme l'excitation directe du muscle n'amène aucune contraction. A cela nous répondrons que les conditions anatomiques de ces deux nerfs ne sont plus les mêmes. Et en effet le froid n'amène la paralysie qu'en développant une névrite dite *a frigore* dans laquelle le névrilème, par suite d'un travail hyperémique, augmente de volume et se trouve ainsi comprimé dans l'étroitesse de son trajet. Dès lors toute excitation du nerf ainsi que celle des muscles qui se trouvent sous sa dépendance se trouve complètement abolie par le seul fait de la compression.

Posons donc en principe, qu'un nerf paralysé par suite du froid éveille sous l'influence des courants induits les contractions des muscles propres à sa sphère. Nous ne pouvons donc dire avec Niemeyer si ces troubles de nutrition atteignent isolément le nerf tout en respectant le muscle. Nous serons plutôt enclin à admettre le contraire..

Le laryngoscope nous démontre que la lésion siégerait plutôt dans le nerf laryngé externe que dans le récurrent, car il n'y a que l'excitation du muscle crico-thyroïdien capable de modifier la voix d'une façon avantageuse, et non pas l'excitation de ce nerf au niveau des grandes cornes thyroïdiennes, comme le veut le professeur allemand.

De plus, en faveur de notre opinion, posons ce principe que le froid agit d'autant mieux que le nerf est plus superficiel. Le laryngé externe est à ce point de vue beaucoup plus vulnérable que le récurrent. Et ce témoignage est d'autant plus fondé que nous modifions la voix en appliquant les deux pôles d'un appareil d'induction sur les muscles crico-thyroïdiens, tandis que l'excitation du récurrent au niveau des grandes cornes reste sans effet. Nous dirons même plus : si on excite directement la face postérieure du larynx avec l'excitateur Fauvel, nous ne trouvons encore aucune amélioration dans la voix, bien que tous les muscles du domaine du récurrent se contractent régulièrement.

Les émotions morales. — Pourquoi et comment l'aphonie se produit-elle dans ces circonstances? Nous l'ignorons, mais c'est un fait acquis à la science sans contestation.

Influence des organes génitaux. — Il y a une relation mystérieuse entre l'appareil vocal et les organes génitaux, relation que l'observation constate, mais que l'anatomie pas plus que la physiologie n'expliquent. Combien de femmes qui, à l'époque de la grossesse, deviennent subitement aphones pour recouvrir la parole après avoir été débarassées du produit de la conception. De même aussi l'écoulement trop abondant ou même normal des règles est encore une cause d'aphonie. Le Dr Thibert a communiqué à M. Blache l'histoire d'une jeune femme qui était prise d'aphonie quelques jours avant l'apparition des règles et voyait sa voix revenir trois ou quatre jours après l'écoulement menstruel. Qui ne sait que les excès de coït ou d'onanisme modifient le timbre de la voix? — On a vu quelquefois une aphonie se produire dans le cours de l'écoulement blennorhagique et disparaître avec lui.

La catalepsie, l'épilepsie, l'éclampsie, etc. — Dans ces névroses, le désordre musculaire laryngé est le même que dans l'hystérie. On a prétendu que dans ces aphonies il y avait congestion du bulbe? C'est possible, mais non démontré. Le soulagement immédiat, procuré quelquefois par une petite saignée, tendrait à faire accueillir cette théorie.

Empoisonnement par l'arsenic, le plomb, l'antimoine, le datura.— Malgré les nombreux cas d'intoxication saturnine observés dans les hôpitaux et les cliniques particulières, nous n'avons jamais trouvé d'accidents laryngés. Mais dans le cas où toutes ce causes existeraient, la paralysie serait-elle de nature centrale ou périphérique? Nous serions plutôt porté à croire, tout au moins pour l'intoxication saturnine, à une action directe du poison sur les muscles, attendu que la contraction électro-musculaire y est abolie. Il peut se faire aussi que la lésion primitive soit une altération du sang, une désoxigénation du globule, lequel n'a plus les conditions voulues pour exciter les nerfs, mais peut encore agir directement sur les muscles. Tels sont les désordres fonctionnels du larynx observés à la suite de la chlorose, de l'anémie, ou des hémorrhagies utérines.

IV.

TERMINAISON DES PARALYSIES.

1° *Du nerf récurrent.* — S'il s'agit d'engorgements simples, strumeux, syphilitiques ou tuberculeux, la résolution complète peut se faire par l'amélioration de l'état local et la modification de la constitution. Les altérations de la voix, de la toux disparaissent, et les ganglions tuméfiés reviennent à leur état normal. Mais lorsque l'altération strumeuse a succédé à l'hypertrophie par suite de congestions répétées des ganglions, on ne doit plus attendre sa disparition, et les troubles de la voix subsistent tout entiers, surtout s'il s'est établi des adhérences entre les récurrents et les ganglions devenus strumeux, tuberculeux, cancéreux, etc.

Cependant il peut arriver que le ganglion altéré s'énuclée et soit rejeté par la toux.

Mais si les troubles de la voix sont sous l'influence d'une compression par un anévrysme de l'aorte, une tumeur maligne ou bénigne, ils persistent jusqu'à la mort du patient.

On a signalé la possibilité d'une mort subite dans des cas de lésion laryngée, par un corps étranger par exemple. M. P. Bert (*Gazette des hôpitaux*, 9 septembre 1869, n° 705) explique ce dernier fait, en disant que l'excitation anormale du laryngé supérieur et par celui-ci du nerf vague peut déterminer une syncope mortelle. Et en effet, M. Vulpian, qui a recherché par la méthode Walérienne l'origine du filet anastomotique existant entre le laryngé supérieur et le laryngé inférieur, dit que ce filet provient exclusivement du laryngé externe, s'accole au récurrent pour se diviser ensuite en deux filaments d'inégale grosseur, l'un restant accolé au récurrent et l'on ignore sa destination, l'autre plus gros abandonnant le récurrent pour se distribuer à la muqueuse de la trachée. Le laryngé supérieur se distribue donc à la trachée et son excitation anormale peut se transmettre au bulbe et paralyser le pneumogastrique.

On comprendra d'après ces données que la compression des récurrents ait pu déterminer la mort subite ou rapide.

2° *Du laryngé externe.* — Les troubles peuvent être intermittents ou continus. Rien n'est plus bizarre que leur marche. Venus brusquement, ils disparaissent de même sans traitement aucun ; d'autres fois arrivés graduellement, ils disparaissent pour se reproduire et ce n'est que dans un temps indéterminé qu'on voit leur cessation complète. Si leur cause est connue, elle nous permettra d'en prévoir la fin. Ainsi les aphonies syphilitiques secondaires de Diday n'ont qu'une très-courte durée. Celles qui sont liées aux maladies des organes génitaux ou à une affection gastrique disparaissent avec la guérison de ces maladies ; celles qui dépendent de l'hystérie ont une durée très-variable, parce qu'elles sont soumises à un état de l'organisme, qui souvent résiste aux traitements les plus divers.

DIAGNOSTIC.

Dans la compression des nerfs récurrents, nous avons remarqué, avons-nous dit, de la dyspnée avec accès de suffocation, inspiration sifflante, altération de la voix. On a crû quelquefois à un *œdème de la glotte.* L'examen de la glotte quand il sera possible, l'étude des antécédents, l'exploration attentive de la poitrine mettront sur la voix du diagnostic.

Quant on constatera les signes d'un spasme, ou d'une paralysie de la glotte, on recherchera l'état des ganglions, bronchiques ou de la crosse de l'aorte ou des organes voisins.

Spasme. — Si l'on s'en rapportait au travail du Dr Hourmann, la paralysie de la glotte serait la cause des symptômes principaux qui caractérisent les affections que l'on qualifie de laryngite striduleuse, faux croup, spasme de la glotte. Le bruit de cornage laryngien à l'inspiration est le résultat du rétrécissement des canaux aériens par un resserrement à début brusque mais temporaire de la glotte, dû à la compression des récurrents par l'adénopathie médiastine. S'il y a des lésions de la glotte, la trachéotomie se trouve indiquée. Mais si le cornage dépend d'une compression de l'arbre aérien par une tumeur, la trachéotomie ne soulagera et ne pourra sauver le malade. Une erreur de diagnostic serait donc fort préjudiciable. C'est pourquoi il ne faut jamais négliger l'examen laryngoscopique.

Goître,— Les goîtres volumineux occasionnent peu d'accidents du côté des voies respiratoires. Nous le croyons du moins en raison d'un bon nombre de goîtreux que nous avons pu observer dans le Valais (Suisse), et dans les montagnes de la Maurienne (Savoie). Il suffit du reste, pour le découvrir, d'explorer le cou attentivement. Si la dyspnée s'est montrée avec le développement du corps thyroïde, si elle augmente ou diminue avec lui, il y a tout lieu de croire qu'elle est sous sa dépendance. Du reste on pratique l'examen laryngoscopique, et on ne constate aucune lésion, ni au larynx, ni aux parties environnantes.

Anévrysme de la crosse de l'aorte. — La percussion indique au niveau du sternum une matité également répartie, on constate quelquefois en ce point un mouvement d'expansion, et l'auscultation fera percevoir un double foyer de battement avec un bruit de souffle tantôt unique, tantôt double. Enfin, suivant la remarque de Stocks, la diminution du murmure respiratoire à gauche est un signe en faveur de l'anévrysme de la crosse de l'aorte.

Quant aux aphonies produites par le laryngé supérieur, nous croyons, dans l'état actuel de la science, qu'il serait difficile de les confondre avec le mutisme. Le seul diagnostic à établir serait entre l'aphonie sans lésion et l'aphonie avec lésion. L'examen laryngoscopique seul, nous montrant l'état sain ou maladif de l'appareil vocal, nous indiquera la nature des troubles observés. S'il n'y a pas de lésion, le degré d'écartement, de rapprochement et de tension des cordes pourra nous faire reconnaître si l'aphonie dépend des laryngés supérieurs ou inférieurs.

PRONOSTIC

Le pronostic est subordonné à la cause et à la gravité des lésions. Aussi ne peut-on formuler une proposition générale dans laquelle on puisse faire rentrer tous les faits. On comprendra facilement que la présence dans le thorax de ganglions tuméfiés et dégénérés, ou d'un anévrysme aortique, ou d'une tumeur de nature maligne comprimant ou altérant les organes importants qui les avoisinent, doit éveiller la sollicitude du médecin qui sait prévoir.

A part l'anévrysme et toutes les tumeurs bénignes ou malignes, il y a lieu d'espérer une amélioration notable s'il s'agit de tumeurs ganglionnaires scrofuleuses, hypertrophiques, voir même tuberculeuses, bien que à un certain degré de tuméfaction et de dégénérescence, on ne puisse plus compter que sur la disparition de l'état aigu ou de la périadénite.

En ce qui concerne les aphonies nerveuses, le pronostic n'est point très-grave, bien que la perte plus ou moins complète de la voix constitue pour les malades une infirmité très-gênante et quelquefois rebelle à tout traitement. Elle est d'autant plus facile à guérir qu'on peut remonter à sa cause. Le pronostic devient plus grave, si les troubles phonétiques durent depuis longtemps ; le moral du malade s'altère et celui-ci, par la gêne qu'il éprouve, croit avoir une affection compromettant ses jours. Mais ce qui est plus grave, c'est que l'immobilité des muscles peut déterminer à la longue leur atrophie graisseuse.

TRAITEMENT

Il nous semble utile de diviser notre traitement en deux parties : d'une part, traitement des paralysies glottiques dues à une action mécanique ; d'autre part, traitement des paralysies dues à des affections nerveuses, telle que l'hystérie. Nous ferons rentrer dans cette dernière classe les paralysies par refroidissement et par hémorrhagie.

1° *Traitement des paralysies par compression.*

La nature des tumeurs qui compriment les nerfs récurrents fait de suite entrevoir qu'aucun traitement ne peut arrêter leur développement, sauf peut-être dans les ganglions bronchiques engorgés. Dans les engorgements cancéreux, dans la cachexie lymphatique, dans les anévrysmes divers, on ne pourra tout au plus que soulager le malade. Dans la scrofulose et même la tuberculose ganglionnaire, les moyens d'action sont variés et peuvent être très-efficaces. En dehors de tous les moyens employés avec succès, nous devons signaler les diverses préparations iodées efficaces pour combattre les engorgements ganglionnaires, tout en modifiant la constitution. De quelque manière que l'iode agisse, ses effets nous ont paru certains. Dans toute phlegmasie ganglionnaire, il y a deux états pathologiques à distinguer : l'*adénite* elle-même et la *péri-adénite*. L'action réelle du traitement est de faire disparaître l'empâtement péri-ganglionnaire. On s'en rendra suffisamment compte lorsque l'adénopathie trachéo-bronchique coïncide avec des engorgements ganglionnaires accessibles au toucher. Ce qui se passe à l'extérieur se passe évidemment à l'intérieur.

La préparation iodée qui nous a paru le mieux réussir est la teinture alcoolique d'iode préparée et non acide: 12 gr. d'alcool à 70° pour 1 gramme d'iode. On en donnera de 1 à 30 gouttes suivant l'âge, l'intensité de l'affection et la tolérance de l'économie.

On peut administrer également l'iodure de potassium à petites doses croissantes, l'iodoforme en pilules de 05 à 10 cent., les inhalations d'iode, etc. On badigeonnera la partie supérieure de la poitrine avec de la teinture d'iode ou de la pommade à l'iodure de potassium 4/30. Il est nécessaire de varier le mode d'administration des médicaments de même que leurs doses et suspendre quelque temps leur usage, suivant l'âge, la susceptibilité du sujet, la marche de la maladie.

L'huile de foie de morue fait résorber assez rapidement les engorgements ganglionnaires scrofuleux ou tuberculeux. Mais la teinture d'iode a un avantage incontestable sur elle, celui de pouvoir être administrée en toute saison, alors que l'huile dégoûtera certains malades dans les saisons chaudes et exposera à la diarrhée.

On conseille également les Eaux-Bonnes, les eaux de la Bourboule qui ne perdent pas leurs propriétés et leur composition chimique dans le transport. On ordonnera un séjour dans les stations climatériques.

Le spasme, la toux coqueluchoïde seront avantageusement combattus par le bromure de potassium, les préparations de belladone ou de cigüe ou par des badigeonnages du fond de la gorge avec une solution concentrée de bromure de potassium.

Il reste à chercher un moyen de remédier aux menaces d'asphyxie par accès de suffocation. Il n'y en a qu'un, la trachéotomie.

Deux opinions opposées se trouvent en présence : les uns conseillent l'opération, les autres la rejettent.

Cruveilhier (Anat. path., t. II, p. 261) rapporte que Dupuytren, appelé pour pratiquer la trachéotomie à un malade atteint de laryngite œdémateuse, refusa d'opérer parce qu'il n'avait pas la certitude que la cause de la dyspnée fut dans le larynx. Le malade succomba; on trouva à la nécropsie un anévrysme de la crosse de l'aorte. Dans un cas semblable, Cruveilhier s'abstint.

M. Fonssagrives regarde cette opération comme non-seulement inutile, mais comme formellement contre-indiquée dans les cas de compression des nerfs récurrents.

Hourmann (thèse inaugurale, p. 29) reconnaît l'utilité de la trachéotomie dans une maladie, dit-il, où le larynx et le reste du conduit aérien sont parfaitement sains et où la suffocation est produite par le défaut d'action des muscles dilatateurs de la glotte. Il cite, à l'appui de son opinion, un cas de Bérard et un de Magendie, dans lesquels l'opération eut un plein succès.

Hayem (Gaz. hebd., n[e] 6, 1865) conclut que la trachéotomie n'a pas été nuisible et a permis au malade de vivre quelques jours de plus.

M. Krishaber ne pense pas que l'on puisse prolonger la vie des malades par la trachéotomie, et n'en admet l'opportunité que dans les cas de spasme de la glotte.

Si maintenant nous cherchons à nous former une opinion, nous dirons que dans tous les cas où la trachéotomie a été pratiquée pour des accidents de compression des nerfs récurrents, les malades étaient presque complètement asphyxiés quand ils furent opérés. Cependant ils furent pour la plupart immédiatement soulagés et survécurent à leur opération de quelques jours à un mois.

La trachéotomie n'offre aucun danger par elle-même et elle permet de prolonger la vie des malades, sans cependant faire espérer leur guérison.

2° *Traitement des paralysies essentielles.*

Nous diviserons le traitement de cette affection en deux classes : traitement général, et traitement local.

a). TRAITEMENT GÉNÉRAL.

Il y a peu de traitement qui n'ait été essayé contre l'aphonie nerveuse.

Les antispasmodiques, — Les anciens accordaient une très-grande efficacité au succin. Ils l'administraient sous la forme de teinture éthérée à la dose de 1 gramme.

L'*hydrothérapie*, intelligemment appliquée, est un excellent moyen. A défaut de douche, un simple drap mouillé appliqué brusquement sur le corps pourra amener d'excellents résultats par la secousse profonde que cette sensation de froid imprimera autant à la circulation qu'à l'innervation.

Le *bromure de potassium*, les *préparations de valériane* seront d'une grande utilité et ne devront jamais être négligées.

b). TRAITEMENT LOCAL.

Les topiques. — C'est la médication la plus rationnelle sans être toujours efficace, car avec elle on agit directement sur l'organe malade. Le Dr Bennati employait l'alun en gargarisme. Il commençait par 4 grammes de sulfate d'alumine pour arriver jusqu'à 72 grammes dans 320 grammes de véhicule.

Méthode Trousseau. — Elle consiste en cautérisation au moyen d'une baleine porte-éponge imbibée d'une solution de sulfate de cuivre ou de nitrate d'argent. Suivant l'éminent professeur, la cautérisation des parties inférieures du larynx imprimerait une modalité particulière à cet organe. On a employé également l'acide chromique et surtout l'iode tel que l'applique M. Isambert.

Les inhalations de chloroforme ont eu leurs succès. M. Leute (*Americ. med. Times,* 1861) rapporte le cas d'une femme aphone depuis un an. Endormie par cet anesthésique pour être opérée d'une hernie étranglée, elle revint de son sommeil artificiel, ayant complètement recouvré la voix.

Révulsifs. — On a beaucoup usé et abusé de la méthode révulsive. Les vésicatoires, les frictions à l'huile de croton tiglium, les sinapismes, ont été souvent appliqués sur les téguments du larynx. Ces moyens comptent quelques succès, il est vrai, mais leur emploi est le plus souvent infidèle.

Electricité. Galvanisme. — Il existe des aphonies nerveuses qui ont résisté aux médications les plus variées et qui ont été guéries instantanément par l'excitation électrique du larynx. Tel est le cas rapporté par M. Philippeau (*Gazette médicale de Lyon*, 1856) où l'aphonie la plus complète existait depuis 20 mois.

Primitivement l'électrisation était appliquée extérieurement pour exciter les ners vagues. Pellegrini (*Giorn. per servire ai progressi della pathologia*, 1843) enfonçait une aiguille à acupuncture au niveau des premières vertèbres cervicales, et l'autre sur les côtés de la glotte. Le moyen pouvait être bon, mais assurément peu agréable.

C'est à Duchenne (de Boulogne) que revient l'honneur d'avoir trouvé des procédés plus praticables. C'est lui-même qui fait ressortir l'immense avantage de la faradisation portée directement sur les muscles du larynx et des nerfs récurrents. Le mode opératoire peut se pratiquer suivant trois procédés différents : on électrise directement les récurrents à l'extérieur ou on électrise avec un seul pôle porté dans le larynx tandis que l'autre pôle restera dans la main du malade ou sera fixé au-devant de son cou (procédé de Mackenzie) par un collier à plaque métallique.

Le troisième procédé, qui est le moins commode, avouons-le, consiste à porter les deux pôles dans le larynx

Telle est en quelques mots la thérapeutique si variée que l'on a appliquée au traitement des aphonies symptomatiques ou essentielles. Il est peu de cas d'aphonie nerveuse qui résistent aujourd'hui aux ressources de l'art. Cependant il en est, disons-le en terminant, qui, au grand désespoir des malades et au regret du médecin, résistent à toute action curative avec une opiniâtreté aussi décourageante qu'inexpliquée.

Nous devons à l'amabilité si connue de M. le D[r] Ch. Fauvel, la faveur d'avoir observé, à sa clinique, un grand nombre de paralysies laryngées.

Nous ne ferons que relater les cas les plus intéressants.

OBSERVATIONS.

Obs. I. — Paralysie de la corde vocale gauche inférieure par compression des récurrents, due à des ganglions péri-trachéaux cancéreux.

Mme L..., âgée de 38 ans. Bonne constitution antérieure. Rien dans les antécédents. En 1871, au mois de mai, la malade, après avoir subi pendant le long siége de Paris, de nombreuses privations et de grands chagrins, s'aperçut d'un affaiblissement graduel dans son économie. Au moment du siége, elle s'aperçut de glandes sous-maxillaires engorgées. Celles-ci cédèrent à l'action des résolutifs, mais les forces de la malade commencèrent à décliner.

En 1873, elle remarqua, pour la première fois, une petite glande au sein gauche qui ne fit que s'accroître très-lentement jusqu'en juin 1874, époque à laquelle M. Labbé, chirurgien de la Pitié, l'opéra à son domicile. L'opération fut suivie d'un résultat très-satisfaisant. La malade reprit ses forces et recouvrit une santé florissante pendant six mois.

En avril 1875, sa santé retomba dans un état languissant, et le sommeil devint, dès cette époque, très-pénible. Les choses durèrent ainsi jusqu'en octobre, époque à laquelle perte d'appétit, nausées, vomissements, crampes d'estomac ; la cicatrice, suite de l'opération se rouvre et œdème de tout le bras gauche.

En janvier 1876, elle éprouve un violent mal de gorge, et, depuis lors, elle ressentit une difficulté invincible pour avaler les aliments solides en particulier.

Aujourd'hui, la *voix* de la malade a subi une altération très-sensible : elle est devenue rauque, inégale, bitonale, la respiration est très-gênée. A l'examen laryngoscopique facilement supporté, on trouve toute l'entrée du vestibule saine. L'épiglotte, cependant, présente une vascularisation assez marquée ; sa face postérieure est sillonnée de petits vaisseaux variqueux. Pas d'œdème. Les cordes supérieures sont saines ; les inférieures, au premier aspect, paraissent l'être aussi ; c'est-à-dire qu'elles sont blanches, nacrées et semblent avoir une longueur égale. Lorsque l'on fait prononcer à la malade la lettre *é*, elle ne peut la donner qu'avec une voix éteinte, et l'on remarque alors que la corde vocale inférieure droite, seule, arrive au niveau de la ligne médiane de la glotte. La corde vocale inférieure gauche est complètement immobile et paralysée. L'espace resté béant entre le bord libre des deux cordes explique la dysphonie de la malade.

Quelle est la cause de la paralysie ? En prenant en considération les symptômes accusés, c'est-à-dire la gêne de la déglutition, la voix bitonale, la dyspnée, il vient de suite à l'esprit qu'on a affaire à une paralysie due à une compression du récurrent, compression probablement anévrysmatique. On sait en effet, et les observations en sont nombreuses, que c'est dans l'anévrysme de la crosse de l'aorte qu'on trouve habituellement la paralysie de la corde vocale gauche.

L'examen de la poitrine était donc nécessaire en ce cas pour compléter le diagnostic.

On trouve, en effet, au sein gauche une fistule donnant du pus, et provenant de points de récidive de la tumeur opérée par M. Labbé. En avant côté gauche, voussure de la poitrine sans exagération de matité. — A l'auscultation, murmure vésiculaire affaibli en avant et en arrière dans tout le poumon et marqué surtout au sommet et au niveau de la poignée du sternum. Du côté droit, respiration supplémentaire. Au cœur, nous ne trouvons aucun signe d'affection aortique, les bruits cardiaques sont seulement précipités.

La paralysie de la corde vocale gauche n'est donc pas due à un anévrysme de l'aorte, mais bien plus vraisemblablement à des ganglions péri-trachéaux cancéreux.

Obs. II. — Aphonie *à frigore* chez une hystérique.

Marie P..., âgée de 22 ans, a perdu la voix depuis le 6 février 1875. Son caractère est très-impressionnable, et elle offre des troubles gastriques qui nous paraissent d'origine purement nerveuse.

En février 1875, la malade avait mal à la gorge depuis deux jours, par suite de refroidissement, lorsque tout à coup elle perdit complètement la voix, celle-ci resta très-altérée jusqu'en janvier 1876, époque où elle vient se confier aux soins du Dr Ch. Fauvel.

A l'auscultation on ne découvre rien, ni du côté de l'aorte, ni du côté des poumons. La malade éprouve seulement une dyspnée considérable, surtout au moindre travail un peu fatiguant. Depuis le 6 janvier, on l'a électrisée deux fois par semaine et on a combattu par divers traitements appropriés, vésicatoires, bismuth, magnésie calcinée, charbon de Belloc, noix vomique, ses troubles gastriques. Aujourd'hui sa voix s'est notablement améliorée, et nous fait espérer une guérison prochaine.

A l'examen laryngoscopique, nous trouvons le larynx complètement sain. Aucune rougeur. Les cordes vocales inférieures sont saines, blanches et restent parfaitement écartées pour la respiration. Mais les plus grands efforts faits par la malade pour la phonation n'amènent pas leur affrontement complet. Les deux tiers postérieurs restent béants et par cette ouverture s'écoule la colonne d'air qui devrait les faire entrer en vibration.

Obs. III. — Aphonie hystérique.

Mme M., âgée de 35 ans, bonne constitution, a subi une aphonie complète à plusieurs reprises. La malade se trouve souvent incommodée par des troubles nerveux divers. Depuis 1867, elle a éprouvé à des intervalles plus ou moins longs, des aphonies qui se sont toujours terminées sans traitement aucun d'une manière favorable.

L'aphonie actuelle date de septembre 1875 et ne subit que des améliorations passagères sous l'influence momentanée de l'électrisation.

Rien d'anormal du côté de la poitrine. Au larynx : rougeur seulement du vestibule et de la pointe des aryténoïdes, ou pour mieux dire, de la muqueuse qui recouvre les cartilages de Santorini. Les deux cordes vocales inférieures sont saines mais ne se rapprochent pas. Sous l'influence de l'électrisation externe, on voit ces cordes se rapprocher presque complètement et la voix reparaître instantanément, mais un peu dure et rauque. L'électrisation continuée quelques minutes rend la voix meilleure, mais malheureusement cette amélioration n'est que passagère. A la première séance, la malade reperdit la voix le soir même. A la deuxième, elle la conserva jusqu'au lendemain à deux heures de l'après-midi. A la troisième, la voix est restée intacte pendant deux jours.

Un tel état de choses nous fait espérer dans un bref délai une guérison complète. La malade d'ailleurs est soumise au bromure de potassium à haute dose et à l'hydrothérapie.

Nous devons à l'extrême bienveillance de M. Georges Poyet, interne des hôpitaux de Paris, chef de clinique de M. le Dr Ch. Fauvel, la relation des faits suivants qui ne manquent pas d'intérêt. Qu'il nous soit permis de lui adresser ici tous nos remercîments.

Obs. I.—Aphonie datant de trois ans, suite d'hémorrhagie utérine (anémie).

Mme B., âgée de 35 ans, est atteinte d'une aphonie complète qui s'est déclarée subitement. La malade n'a jamais craché de sang. Pas de toux. La respiration, au début de la maladie, était pénible, surtout la nuit; actuellement elle est bonne.

La santé générale qui était d'abord languissante est revenue à un état satisfaisant. Au commencement de la maladie, Mme B. était sujette aux maux de gorge et présentait un point de côté assez douloureux.

La malade auscultée par M. le Dr Fauvel ne présente rien de particulier.

L'aphonie est survenue à la suite d'une perte utérine très-intense qui occasionna une syncope d'une heure. Cette perte survint sans raison aucune au milieu d'une parfaite santé. La malade avait eu ses règles moins d'un mois auparavant. Pas de souffrance dans le larynx. Les cordes vocales inférieures sont très-blanches mais ne se rapprochent pas du tout. Le reste du larynx est sain.

On électrise la malade pendant un mois d'une façon régulière, on la soumet à une médication ferrugineuse et à l'hydrothérapie; actuellement la voix est revenue complètement.

Obs. II. — Paralysie de la corde vocale inférieure gauche. (Compression du récurrent gauche)

Le 4 juin 1873, Mme B., âgée de 63 ans, se présenta à la clinique de M. Fauvel.

La maladie débuta pendant le siége par une toux que la malade appela de la coqueluche. Depuis vingt à vingt-cinq ans, elle s'était aperçue qu'elle avait le cou un peu gonflé et l'attribuait à des crises nerveuses auxquelles elle était sujette. La voix altérée en 1871 est aujourd'hui normale, mais la gêne de la respiration qui date de cette époque n'a jamais diminué. Et même à deux reprises différentes et pendant la nuit les attaques de dyspnée furent si violentes qu'elles nécessitèrent l'appel d'un médecin. Aujourd'hui, le cornage a succédé à la toux du début, avec essoufflement et suffocation.

A l'examen laryngoscopique, paralysie complète de la corde vocale inférieure gauche; mais pas de rougeur, ni gonflement, ni œdème dans aucun point de l'organe vocal. M. Fauvel est convaincu que la paralysie de la corde tient à une compression du nerf laryngé inférieur gauche, due à un énorme kyste de la glande thyroïde; M. Voillemier n'est pas d'avis de faire l'opération. Soupçonnant des antécédents spécifiques, il ordonne à la malade 2 grammes d'iodure de potassium par jour dans un sirop d'écorces d'orange amères, et une friction le soir sur la tumeur avec de la pommade à l'onguent napolitain et à l'iodure de plomb. Sous l'influence de ce traitement, le volume de la tumeur se réduit d'un cinquième environ, mais bientôt elle reprend ses dimensions primitives et Voillemier est d'avis qu'aucune opération ne doit être tentée.

Obs. III. — Défaut de rapprochement des cordes vocales inférieures à leur partie moyenne. Congestion assez vive de ces cordes. (Atonie musculaire.)

En 1873, M. C..., âgé de 21 ans, étudiant en médecine, se présente à la clinique de M. Ch. Fauvel. -- Vers l'âge de 16 ans, enrouement léger et voix couverte. — A l'âge de 12 ans, sa voix était déjà plus faible et moins forte qu'auparavant. Jusqu'à l'âge de 16 ans, l'enrouement s'accentua de plus en plus, sans aucune cause ou raison appréciable. Dès cette époque, M. C... toussaillait continuellement, sans être enrhumé. Peu à peu, la voix devint plus mauvaise, et l'enrouement ne faisait qu'augmenter à la suite du coït, et surtout à la suite de pollutions nocturnes. Le malade n'a jamais craché de sang. Rien au poumon ni au cœur. Il nous dit que son père a une affection analogue à la sienne. Il n'a jamais eu de dartres, ni syphilis, ni hémorrhoïdes. Froid continu aux pieds. Il ne peut parler longtemps, sans que sa voix s'éteigne complètement. Il y a dysphonie. — Digestions pénibles, maux d'estomac. — Il a eu de fortes migraines autrefois. — A l'âge de 18 ans, il perdit tous ses cheveux.

Le 9 mars 1873, amélioration sensible à la suite des attouchements du larynx avec une solution de chlorure de zinc 1/100e, combinés avec l'application électrique répétée tous les jours sur le trajet des nerfs récurrents vers les côtés du cou. Les cordes paraissent mieux se rapprocher, et la voix moins enrouée. Il n'a plus ces pertes complètes de la voix, comme cela lui arrivait de temps en temps. Plus de sensation douloureuse. — L'amélioration constatée a toujours été en s'accentuant, et, aujourd'hui, M. C... est complètement guéri.

Paris. A. Parent, imprimeur de la Faculté de Médecine, rue Mr-le-Prince, 31

www.ingramcontent.com/pod-product-compliance
Ingram Content Group UK Ltd.
Pitfield, Milton Keynes, MK11 3LW, UK
UKHW020349220726
13923UKWH00004B/1594